DIETA CETOGENICA

RECETAS DE VERDURAS Y POSTRE
PARA BAJAR DE PESO Y AUMENTAR LA ENERGÍA

ADELE MIDDLETON

Tabla de contenido

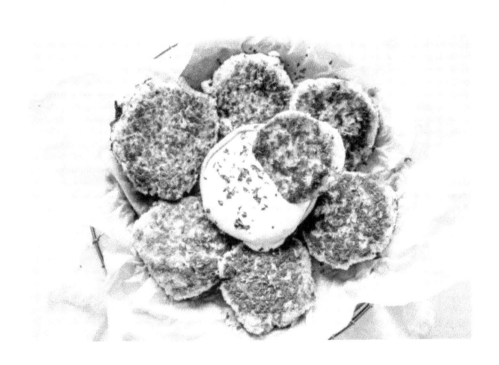

Introducción

¿Quieres hacer un cambio en tu vida? ¿Quieres convertirte en una persona más saludable que pueda disfrutar de una vida nueva y mejorada? Entonces, definitivamente estás en el lugar correcto.

Estás a punto de descubrir una dieta maravillosa y muy saludable que ha cambiado millones de vidas. Estamos hablando de la dieta cetogénica, un estilo de vida que te hipnotizará y que te convertirá en una nueva persona en poco tiempo.

Entonces, sentémonos, relajémonos y descubramos más sobre la dieta cetogénica.

Una dieta cetogénica es baja en carbohidratos. Esta es la primera y una de las cosas más importantes que debe hacer ahora. Durante una dieta de este tipo, su cuerpo produce cetonas en el hígado y estas se utilizan como energía.

Su cuerpo producirá menos insulina y glucosa y se inducirá un estado de cetosis.

La cetosis es un proceso natural que aparece cuando nuestra ingesta de alimentos es menor de lo habitual. El cuerpo pronto se adaptará a este estado y, por lo tanto, podrá perder peso en poco tiempo, pero también estará más saludable y mejorará su rendimiento físico y mental.

Sus niveles de azúcar en sangre mejorarán y no estará predispuesto a la diabetes.

Además, la epilepsia y las enfermedades cardíacas se pueden prevenir si sigue una dieta cetogénica.

Su colesterol mejorará y se sentirá increíble en poco tiempo.

¿Como suena eso?

Una dieta cetogénica es simple y fácil de seguir siempre que siga algunas reglas simples. No necesita hacer grandes cambios, pero hay algunas cosas que debe saber.

¡Así que aquí va!

Si sigue una dieta cetogénica, no puede comer:

- Granos como maíz, cereales, arroz, etc.
- Frutas como las bananas
- Azúcar
- Frijoles secos
- Miel
- Papas
- Batatas

Si sigue una dieta cetogénica, puede comer:

- Verdes como espinacas, judías verdes, col rizada, bok choy, etc.
- Carnes como aves, pescado, cerdo, cordero, ternera, etc.
- Huevos
- Vegetales por encima del suelo como coliflor o brócoli, repollo napa o repollo común
- Nueces y semillas
- Queso
- Mantequilla clarificada o mantequilla
- Aguacates y todo tipo de frutos del bosque
- Edulcorantes como eritritol, splenda, stevia y otros que contienen solo unos pocos carbohidratos
- Aceite de coco
- Aceite de aguacate
- Aceite de oliva

La lista de alimentos que puede comer durante una dieta cetogénica es permisiva y rica, como puede ver por sí mismo. Por lo tanto, creemos que debería ser bastante fácil para usted comenzar con esa dieta.

Si ya ha hecho esta elección, es hora de que consulte nuestra increíble colección de recetas cetogénicas.

Descubrirás 50 de las mejores recetas de Verduras y Postres del mundo y pronto podrás elaborar todas y cada una de estas recetas.

¡Ahora comencemos nuestro mágico viaje culinario!

Estilo de vida cetogénico... ¡aquí vamos!

¡Disfrutar!

Recetas de vegetales cetogénicos

Crema de calabacín deliciosa

¡Esta es una comida cetogénica que seguramente disfrutarás!

Tiempo de preparación: 10 minutos.

Tiempo de cocción: 25 minutos.

Porciones: 8

Ingredientes:

- 6 calabacines, cortados en mitades y luego en rodajas
- Sal y pimienta negra al gusto
- 1 cucharada de ghee
- 28 onzas de caldo de verduras
- 1 cucharadita de orégano seco
- ½ taza de cebolla amarilla picada
- 3 dientes de ajo picados
- 2 onzas de parmesano rallado
- ¾ taza de crema espesa

Direcciones:

1. Calienta una olla con el ghee a fuego medio alto, agrega la cebolla, revuelve y cocina por 4 minutos.
2. Agregue el ajo, revuelva y cocine por 2 minutos más.
3. Agregue los calabacines, revuelva y cocine por 3 minutos.

4. Agregue el caldo, revuelva, hierva y cocine a fuego medio durante 15 minutos.
5. Agrega el orégano, la sal y la pimienta, revuelve, retira del fuego y licúa con una licuadora de inmersión.
6. Caliente la sopa nuevamente, agregue crema espesa, revuelva y cocine a fuego lento.
7. Agregue el parmesano, revuelva, retire del fuego, sirva en tazones y sirva de inmediato.

¡Disfrutar!

Nutrición: calorías 160, grasa 4, fibra 2, carbohidratos 4, proteína 8

Sopa De Calabacín Y Aguacate

¡Esta sopa cetogénica está llena de ingredientes sabrosos y elementos saludables!

Tiempo de preparación: 10 minutos.

Tiempo de cocción: 15 minutos.

Porciones: 4

Ingredientes:

- 1 aguacate grande, sin hueso, pelado y picado
- 4 cebolletas picadas
- 1 cucharadita de jengibre rallado
- 2 cucharadas de aceite de aguacate
- Sal y pimienta negra al gusto
- 2 calabacines picados
- 29 onzas de caldo de verduras
- 1 diente de ajo picado
- 1 taza de agua
- 1 cucharada de jugo de limón
- 1 pimiento rojo picado

Direcciones:

1. Calienta una olla con el aceite a fuego medio, agrega la cebolla, revuelve y cocina por 3 minutos.
2. Agregue el ajo y el jengibre, revuelva y cocine por 1 minuto.
3. Agregue el calabacín, la sal, la pimienta, el agua y el caldo, revuelva, deje hervir, tape la olla y cocine por 10 minutos.
4. Retirar del fuego, dejar la sopa a un lado por un par de minutos, agregar el aguacate, remover, licuar todo con una licuadora de inmersión y volver a calentar.
5. Agregue más sal y pimienta, pimiento morrón y jugo de limón, revuelva, caliente la sopa nuevamente, sirva en platos hondos y sirva.

¡Disfrutar!

Nutrición: calorías 154, grasa 12, fibra 3, carbohidratos 5, proteína 4

Pastel de acelgas

¡Siempre recordarás este increíble sabor!

Tiempo de preparación: 10 minutos.

Tiempo de cocción: 45 minutos.

Porciones: 12

Ingredientes:

- 8 tazas de acelgas picadas
- ½ taza de cebolla picada
- 1 cucharada de aceite de oliva
- 1 diente de ajo picado
- Sal y pimienta negra al gusto
- 3 huevos
- 2 tazas de queso ricotta
- 1 taza de mozzarella rallada
- Una pizca de nuez moscada
- ¼ taza de queso parmesano rallado
- 1 libra de salchicha picada

Direcciones:

1. Calienta una sartén con el aceite a fuego medio, agrega la cebolla y el ajo, revuelve y cocina por 3 minutos.

2. Agregue las acelgas, revuelva y cocine por 5 minutos más.
3. Agrega sal, pimienta y nuez moscada, revuelve, retira del fuego y deja reposar por unos minutos.
4. En un bol, bata los huevos con mozzarella, parmesano y ricotta y revuelva bien.
5. Agregue la mezcla de acelgas y revuelva bien.
6. Extienda la carne de salchicha en el fondo de un molde para pastel y presione bien.
7. Agrega la mezcla de acelgas y huevos, unta bien, introduce en el horno a 350 grados F y hornea por 35 minutos.
8. Dejar el pastel a un lado para que se enfríe, cortarlo en rodajas y servirlo.

¡Disfrutar!

Nutrición: calorías 332, grasa 23, fibra 3, carbohidratos 4, proteína 23

Ensalada de acelgas

¡Esta ensalada cetogénica es perfecta para una cena rápida!

Tiempo de preparación: 10 minutos.

Tiempo de cocción: 20 minutos.

Porciones: 4

Ingredientes:

- 1 manojo de acelgas, cortadas en tiras
- 2 cucharadas de aceite de aguacate
- 1 cebolla amarilla pequeña, picada
- Una pizca de hojuelas de pimiento rojo
- ¼ taza de piñones tostados
- ¼ de taza de pasas
- 1 cucharada de vinagre balsámico
- Sal y pimienta negra al gusto

Direcciones:

1. Calentar una sartén con el aceite a fuego medio, agregar las acelgas y la cebolla, remover y cocinar por 5 minutos.
2. Agregue sal, pimienta y hojuelas de pimienta, revuelva y cocine por 3 minutos más.

3. Poner las pasas en un bol, agregar agua para cubrirlas, calentarlas en el microondas por 1 minuto, dejar reposar por 5 minutos y escurrirlas bien.

4. Agrega las pasas y los piñones a la sartén, agrega también vinagre, revuelve, cocina por 3 minutos más, divide en platos y sirve.

¡Disfrutar!

Nutrición: calorías 120, grasa 2, fibra 1, carbohidratos 4, proteína 8

Ensalada verde

¡Debes probar esta ensalada cetogénica!

Tiempo de preparación: 10 minutos.

Tiempo de cocción: 0 minutos.

Porciones: 4

Ingredientes:

- 4 puñados de uvas, cortados por la mitad
- 1 manojo de acelgas picadas
- 1 aguacate, sin hueso, pelado y cortado en cubos
- Sal y pimienta negra al gusto
- 2 cucharadas de aceite de aguacate
- 1 cucharada de mostaza
- 7 hojas de salvia, picadas
- 1 diente de ajo picado

Direcciones:

1. En una ensaladera, mezcle acelgas con uvas y cubos de aguacate.
2. En un bol, mezcle la mostaza con aceite, salvia, ajo, sal y pimienta y bata bien.

3. Agregue esto a la ensalada, revuelva para cubrir bien y sirva.

¡Disfrutar!

Nutrición: calorías 120, grasa 2, fibra 1, carbohidratos 4, proteína 5

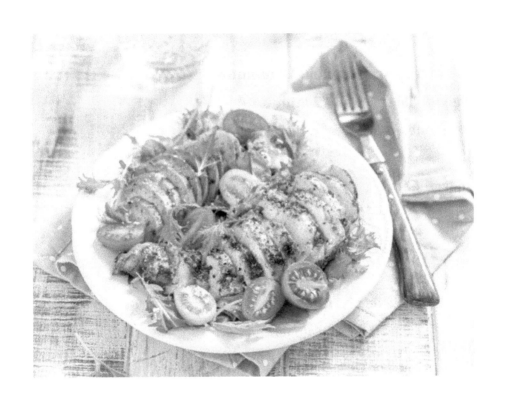

Verdes a la Catalana

¡Este plato keto vegetariano es simplemente genial!

Tiempo de preparación: 10 minutos.

Tiempo de cocción: 15 minutos.

Porciones: 4

Ingredientes:

- 1 manzana, sin corazón y picada
- 1 cebolla amarilla, en rodajas
- 3 cucharadas de aceite de aguacate
- ¼ de taza de pasas
- 6 dientes de ajo picados
- ¼ taza de piñones tostados
- ¼ taza de vinagre balsámico
- 5 tazas de espinacas y acelgas mezcladas
- Sal y pimienta negra al gusto
- Una pizca de nuez moscada

Direcciones:

1. Calienta una sartén con el aceite a fuego medio alto, agrega la cebolla, revuelve y cocina por 3 minutos.

2. Agregue la manzana, revuelva y cocine por 4 minutos más.

3. Agregue el ajo, revuelva y cocine por 1 minuto.

4. Agregue las pasas, el vinagre y la mezcla de espinacas y acelgas, revuelva y cocine por 5 minutos.

5. Agrega nuez moscada, sal y pimienta, revuelve, cocina por unos segundos más, divide en platos y sirve.

¡Disfrutar!

Nutrición: calorías 120, grasa 1, fibra 2, carbohidratos 3, proteína 6

Sopa de acelgas

¡Esto es muy abundante y rico!

Tiempo de preparación: 10 minutos.

Tiempo de cocción: 35 minutos.

Porciones: 12

Ingredientes:

- 4 tazas de acelgas picadas
- 4 tazas de pechuga de pollo, cocida y desmenuzada
- 2 tazas de agua
- 1 taza de champiñones, en rodajas
- 1 cucharada de ajo picado
- 1 cucharada de aceite de coco derretido
- ¼ de taza de cebolla picada
- 8 tazas de caldo de pollo
- 2 tazas de calabaza amarilla picada
- 1 taza de ejotes, cortados en trozos medianos
- 2 cucharadas de vinagre
- ¼ taza de albahaca picada
- Sal y pimienta negra al gusto
- 4 rebanadas de tocino, picadas

- ¼ de taza de tomates secos, picados

Direcciones:

1. Calienta una olla con el aceite a fuego medio alto, agrega el tocino, revuelve y cocina por 2 minutos, agrega los tomates, el ajo, la cebolla y los champiñones, revuelve y cocina por 5 minutos.
2. Agregue agua, caldo y pollo, revuelva y cocine por 15 minutos.
3. Agregue las acelgas, las judías verdes, la calabaza, la sal y la pimienta, revuelva y cocine por 10 minutos más.
4. Agregue vinagre, albahaca, más sal y pimienta si es necesario, revuelva, sirva en tazones de sopa y sirva.

¡Disfrutar!

Nutrición: calorías 140, grasa 4, fibra 2, carbohidratos 4, proteína 18

Sopa especial de acelgas

¡Es tan increíble!

Tiempo de preparación: 10 minutos.

Hora de cocinar: 2 horas y 10 minutos

Porciones: 4

Ingredientes:

- 1 cebolla morada picada
- 1 manojo de acelgas picadas
- 1 calabaza amarilla picada
- 1 calabacín picado
- 1 pimiento morrón verde picado
- Sal y pimienta negra al gusto
- 6 zanahorias picadas
- 4 tazas de tomates picados
- 1 taza de floretes de coliflor, picados
- 1 taza de ejotes, picados
- 6 tazas de caldo de pollo
- 7 onzas de pasta de tomate enlatada
- 2 tazas de agua
- 1 libra de salchicha picada

- 2 dientes de ajo picados
- 2 cucharaditas de tomillo picado
- 1 cucharadita de romero seco
- 1 cucharada de hinojo picado
- ½ cucharadita de hojuelas de pimiento rojo
- Un poco de parmesano rallado para servir

Direcciones:

1. Caliente una sartén a fuego medio alto, agregue la salchicha y el ajo, revuelva y cocine hasta que se dore y transfiera junto con su jugo a su olla de cocción lenta.
2. Agregue cebolla, acelga, calabaza, pimiento, calabacín, zanahorias, tomates, coliflor, judías verdes, pasta de tomate, caldo, agua, tomillo, hinojo, romero, hojuelas de pimienta, sal y pimienta, revuelva, tape y cocine a temperatura alta durante 2 horas.
3. Destape la olla, revuelva la sopa, sirva en tazones, espolvoree parmesano encima y sirva.

¡Disfrutar!

Nutrición: calorías 150, grasa 8, fibra 2, carbohidratos 4, proteína 9

Crema de tomate asado

¡Te hará el día mucho más fácil!

Tiempo de preparación: 10 minutos.

Tiempo de cocción: 1 hora.

Porciones: 8

Ingredientes:

- 1 chile jalapeño picado
- 4 dientes de ajo picados
- 2 libras de tomates cherry, cortados en mitades
- 1 cebolla amarilla, cortada en gajos
- Sal y pimienta negra al gusto
- ¼ taza de aceite de oliva
- ½ cucharadita de orégano seco
- 4 tazas de caldo de pollo
- ¼ taza de albahaca picada
- ½ taza de parmesano rallado

Direcciones:

1. Unte los tomates y la cebolla en una fuente para horno, agregue el ajo y el ají, sazone con sal, pimienta y orégano y rocíe el aceite.

2. Mezcle para cubrir y hornee en el horno a 425 grados F durante 30 minutos.

3. Saque la mezcla de tomates del horno, transfiérala a una olla, agregue el caldo y caliente todo a fuego medio alto.

4. Lleve a ebullición, tape la olla, reduzca el fuego y cocine a fuego lento durante 20 minutos.

5. Licue con una licuadora de inmersión, agregue sal y pimienta al gusto y albahaca, revuelva y sirva en tazones de sopa.

6. Espolvoree parmesano encima y sirva.

¡Disfrutar!

Nutrición: calorías 140, grasa 2, fibra 2, carbohidratos 5, proteína 8

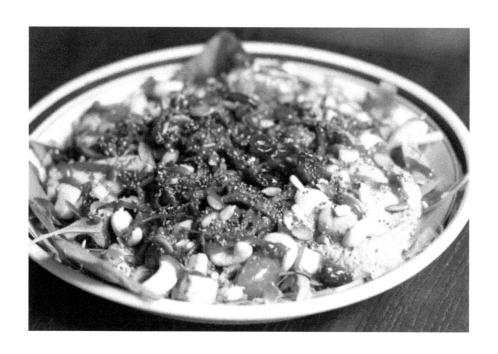

Sopa de berenjena

¡Esto es justo lo que necesitabas hoy!

Tiempo de preparación: 10 minutos.

Tiempo de cocción: 50 minutos.

Porciones: 4

Ingredientes:

- 4 tomates
- 1 cucharadita de ajo picado
- ¼ de cebolla amarilla picada
- Sal y pimienta negra al gusto
- 2 tazas de caldo de pollo
- 1 hoja de laurel
- ½ taza de crema espesa
- 2 cucharadas de albahaca picada
- 4 cucharadas de parmesano rallado
- 1 cucharada de aceite de oliva
- 1 berenjena picada

Direcciones:

1. Extienda los trozos de berenjena en una bandeja para hornear, mezcle con aceite, cebolla, ajo, sal y pimienta,

introduzca en el horno a 400 grados F y hornee por 15 minutos.

2. Poner agua en una olla, llevar a ebullición a fuego medio, agregar los tomates, cocinarlos al vapor por 1 minuto, pelarlos y picarlos.
3. Saque la mezcla de berenjena del horno y transfiérala a una olla.
4. Agregue los tomates, el caldo, la hoja de laurel, la sal y la pimienta, revuelva, hierva y cocine a fuego lento durante 30 minutos.
5. Agregue la crema espesa, la albahaca y el parmesano, revuelva, sirva en tazones de sopa y sirva.

¡Disfrutar!

Nutrición: calorías 180, grasa 2, fibra 3, carbohidratos 5, proteína 10

Guiso de berenjenas

¡Esto es perfecto para una comida familiar!

Tiempo de preparación: 10 minutos.

Tiempo de cocción: 30 minutos.

Porciones: 4

Ingredientes:

- 1 cebolla morada picada
- 2 dientes de ajo picados
- 1 manojo de perejil picado
- Sal y pimienta negra al gusto
- 1 cucharadita de orégano seco
- 2 berenjenas, cortadas en trozos medianos
- 2 cucharadas de aceite de oliva
- 2 cucharadas de alcaparras picadas
- 1 puñado de aceitunas verdes, sin hueso y en rodajas
- 5 tomates picados
- 3 cucharadas de vinagre de hierbas

Direcciones:

1. Calienta una olla con el aceite a fuego medio, agrega la berenjena, el orégano, la sal y la pimienta, revuelve y cocina por 5 minutos.
2. Agrega el ajo, la cebolla y el perejil, revuelve y cocina por 4 minutos.
3. Agrega alcaparras, aceitunas, vinagre y tomates, revuelve y cocina por 15 minutos.
4. Agregue más sal y pimienta si es necesario, revuelva, divida en tazones y sirva.

¡Disfrutar!

Nutrición: calorías 200, grasa 13, fibra 3, carbohidratos 5, proteína 7

Sopa De Pimientos Asados

¡Esto no solo es muy delicioso! ¡Es cetogénico y saludable también!

Tiempo de preparación: 10 minutos.

Tiempo de cocción: 15 minutos.

Porciones: 6

Ingredientes:

- 12 onzas de pimientos morrones asados, picados
- 2 cucharadas de aceite de oliva
- 2 dientes de ajo picados
- 29 onzas de caldo de pollo enlatado
- Sal y pimienta negra al gusto
- 7 onzas de agua
- 2/3 taza de crema espesa
- 1 cebolla amarilla picada
- ¼ taza de queso parmesano rallado
- 2 tallos de apio picados

Direcciones:

1. Calentar una olla con el aceite a fuego medio, agregar la cebolla, el ajo, el apio, un poco de sal y pimienta, remover y cocinar por 8 minutos.

2. Agregue los pimientos morrones, el agua y el caldo, revuelva, hierva, tape, reduzca el fuego y cocine a fuego lento durante 5 minutos.

3. Use una licuadora de inmersión para hacer puré la sopa, luego agregue más sal, pimienta y crema, revuelva, hierva y retire el fuego.

4. Sirva en tazones, espolvoree parmesano y sirva.

¡Disfrutar!

Nutrición: calorías 176, grasa 13, fibra 1, carbohidratos 4, proteína 6

Deliciosa sopa de repollo

¡Esta deliciosa sopa de repollo se convertirá muy pronto en tu nueva sopa ceto favorita!

Tiempo de preparación: 10 minutos.

Tiempo de cocción: 45 minutos.

Porciones: 8

Ingredientes:

- 1 diente de ajo picado
- 1 cabeza de repollo picada
- 2 libras de carne molida
- 1 cebolla amarilla picada
- 1 cucharadita de comino
- 4 cubitos de caldo
- Sal y pimienta negra al gusto
- 10 onzas de tomates enlatados y chiles verdes
- 4 tazas de agua

Direcciones:

1. Calentar una sartén a fuego medio, agregar la carne, revolver y dorar por unos minutos.

2. Agregue la cebolla, revuelva, cocine por 4 minutos más y transfiera a una olla.
3. Calentar, agregar el repollo, el comino, el ajo, los cubitos de caldo, los tomates y los chiles y el agua, remover, llevar a ebullición a fuego alto, tapar, bajar la temperatura y cocinar por 40 minutos.
4. Sazone con sal y pimienta, revuelva, sirva en tazones de sopa y sirva.

¡Disfrutar!

Nutrición: calorías 200, grasa 3, fibra 2, carbohidratos 6, proteína 8

Recetas de postres cetogénicos

Trufas de chocolate

¡Son tan maravillosos y deliciosos!

Tiempo de preparación: 10 minutos.

Tiempo de cocción: 6 minutos.

Porciones: 22

Ingredientes:

- 1 taza de chispas de chocolate sin azúcar
- 2 cucharadas de mantequilla
- 2/3 taza de crema espesa
- 2 cucharaditas de brandy
- 2 cucharadas de viraje
- ¼ de cucharadita de extracto de vainilla
- Polvo de cacao

Direcciones:

1. Poner la crema espesa en un recipiente resistente al calor, agregar el vinagre, la mantequilla y las chispas de chocolate, remover, introducir en el microondas y calentar por 1 minuto.
2. Dejar reposar por 5 minutos, remover bien y mezclar con brandy y vainilla.

3. Revuelva de nuevo, deje reposar en la nevera un par de horas.

4. Usa un melón baller para dar forma a tus trufas, enróllalas en cacao en polvo y sírvelas.

¡Disfrutar!

Nutrición: calorías 60, grasa 5, fibra 4, carbohidratos 6, proteína 1

Donuts deliciosos

¡Estas donas cetogénicas se ven y saben maravillosas!

Tiempo de preparación: 10 minutos.

Tiempo de cocción: 15 minutos.

Porciones: 24

Ingredientes:

- ¼ taza de eritritol
- ¼ de taza de harina de linaza
- ¾ taza de harina de almendras
- 1 cucharadita de levadura en polvo
- 1 cucharadita de extracto de vainilla
- 2 huevos
- 3 cucharadas de aceite de coco
- ¼ taza de leche de coco
- 20 gotas de colorante rojo para alimentos
- Una pizca de sal
- 1 cucharada de cacao en polvo

Direcciones:

1. En un tazón, mezcle la harina de linaza con harina de almendras, cacao en polvo, polvo de hornear, eritritol y sal y revuelva.
2. En otro tazón, mezcle el aceite de coco con la leche de coco, la vainilla, el colorante para alimentos y los huevos y revuelva.
3. Combine las 2 mezclas, revuelva con una batidora de mano, transfiéralas a una bolsa, haga un agujero en la bolsa y forme 12 donas en una bandeja para hornear.
4. Introducir en el horno a 350 grados F y hornear por 15 minutos.
5. Colócalos en una fuente y sírvelos.

¡Disfrutar!

Nutrición: calorías 60, grasa 4, fibra 0, carbohidratos 1, proteína 2

Bombas de chocolate

¡Debes probar estos hoy!

Tiempo de preparación: 10 minutos.

Tiempo de cocción: 10 minutos.

Porciones: 12

Ingredientes:

- 10 cucharadas de aceite de coco
- 3 cucharadas de nueces de macadamia picadas
- 2 paquetes de stevia
- 5 cucharadas de coco en polvo sin azúcar
- Una pizca de sal

Direcciones:

1. Ponga aceite de coco en una olla y derrita a fuego medio.
2. Agrega la stevia, la sal y el cacao en polvo, revuelve bien y retira el fuego.
3. Vierta esto en una bandeja de dulces y déjelo en el refrigerador por un tiempo.
4. Espolvoree nueces de macadamia por encima y guárdelas en el refrigerador hasta que las sirva.

¡Disfrutar!

Nutrición: calorías 50, grasa 1, fibra 0, carbohidratos 1, proteína 2

Postre de gelatina increíble

¡Es más de lo que te imaginas!

Tiempo de preparación: 2 horas 10 minutos

Tiempo de cocción: 5 minutos.

Porciones: 12

Ingredientes:

- 2 onzas paquetes de gelatina sin azúcar
- 1 taza de agua fría
- 1 taza de agua caliente
- 3 cucharadas de eritritol
- 2 cucharadas de gelatina en polvo
- 1 cucharadita de extracto de vainilla
- 1 taza de crema espesa
- 1 taza de agua hirviendo

Direcciones:

1. Coloque los paquetes de gelatina en un tazón, agregue 1 taza de agua caliente, revuelva hasta que se disuelva y luego mezcle con 1 taza de agua fría.
2. Vierta esto en un plato cuadrado forrado y manténgalo en la nevera durante 1 hora.

3. Cortar en cubos y dejar de lado por ahora.

4. Mientras tanto, en un tazón, mezcle eritritol con extracto de vainilla, 1 taza de agua hirviendo, gelatina y crema espesa y revuelva muy bien.

5. Vierta la mitad de esta mezcla en un molde redondo de silicona, esparza los cubitos de gelatina y cubra con el resto de la gelatina.

6. Conservar en la nevera 1 hora más y luego servir.

¡Disfrutar!

Nutrición: calorías 70, grasa 1, fibra 0, carbohidratos 1, proteína 2

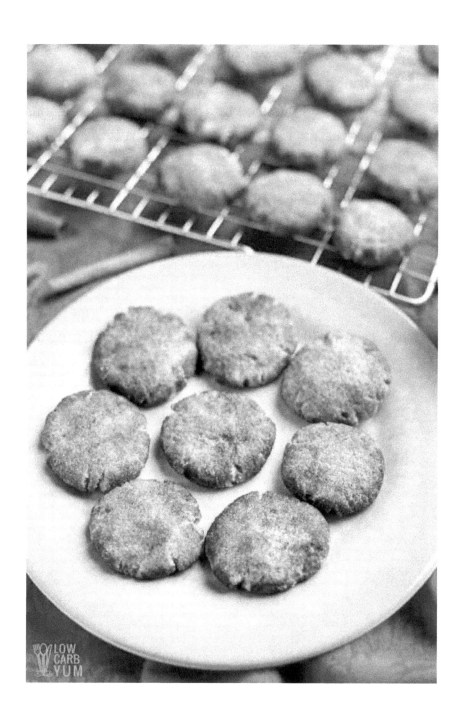

Tarta de fresa

¡Es tan delicioso!

Tiempo de preparación: 2 horas y 10 minutos

Tiempo de cocción: 5 minutos.

Porciones: 12

Ingredientes:

Para la corteza:

- 1 taza de coco rallado
- 1 taza de semillas de girasol
- ¼ taza de mantequilla
- Una pizca de sal

Para el llenado:

- 1 cucharadita de gelatina
- 8 onzas de queso crema
- 4 onzas de fresas
- 2 cucharadas de agua
- ½ cucharada de jugo de limón
- ¼ de cucharadita de stevia
- ½ taza de crema espesa
- 8 onzas de fresas, picadas para servir

- 16 onzas de crema espesa para servir

Direcciones:

1. En su procesador de alimentos, mezcle las semillas de girasol con el coco, una pizca de sal y mantequilla y revuelva bien.
2. Ponga esto en una sartén con forma de resorte engrasado y presione bien en el fondo.
3. Calentar una sartén con el agua a fuego medio, agregar la gelatina, remover hasta que se disuelva, retirar del fuego y dejar enfriar.
4. Agregue esto a su procesador de alimentos, mezcle con 4 onzas de fresas, queso crema, jugo de limón y stevia y mezcle bien.
5. Agregue ½ taza de crema espesa, revuelva bien y extienda esto sobre la base.
6. Cubra con 8 onzas de fresas y 16 onzas de crema espesa y manténgalas en el refrigerador durante 2 horas antes de cortarlas y servirlas.

¡Disfrutar!

Nutrición: calorías 234, grasa 23, fibra 2, carbohidratos 6, proteína 7

Pastel de chocolate delicioso

¡Este pastel especial seguramente impresionará a tus seres queridos!

Tiempo de preparación: 3 horas 10 minutos

Tiempo de cocción: 20 minutos.

Porciones: 10

Ingredientes:

Para la corteza:

- ½ cucharadita de levadura en polvo
- 1 y ½ taza de corteza de almendras
- Una pizca de sal
- 1/3 taza de stevia
- 1 huevo
- 1 y ½ cucharadita de extracto de vainilla
- 3 cucharadas de mantequilla
- 1 cucharadita de mantequilla para la sartén

Para el llenado:

- 1 cucharada de extracto de vainilla
- 4 cucharadas de mantequilla
- 4 cucharadas de crema agria
- 16 onzas de queso crema
- ½ taza de stevia cortada
- ½ taza de cacao en polvo

- 2 cucharaditas de stevia granulada
- 1 taza de nata para montar
- 1 cucharadita de extracto de vainilla

Direcciones:

1. Engrase un molde con forma de resorte con 1 cucharadita de mantequilla y déjelo a un lado por ahora.

2. En un tazón, mezcle el polvo de hornear con 1/3 de taza de stevia, una pizca de sal y harina de almendras y revuelva.

3. Agrega 3 cucharadas de mantequilla, huevo y 1 ½ cucharadita de extracto de vainilla, revuelve hasta obtener una masa.

4. Presione esto bien en un molde con forma de resorte, introdúzcalo en el horno a 375 grados F y hornee por 11 minutos.

5. Saque la base de la tarta del horno, cúbrala con papel de aluminio y hornee por 8 minutos más.

6. Sacarlo de nuevo del horno y dejarlo a un lado para que se enfríe.

7. Mientras tanto, en un bol, mezcle el queso crema con 4 cucharadas de mantequilla, crema agria, 1 cucharada de extracto de vainilla, cacao en polvo y ½ taza de stevia y revuelva bien.

8. En otro tazón, mezcle la crema batida con 2 cucharaditas de stevia y 1 cucharadita de extracto de vainilla y revuelva con su batidora.

9. Combinar las 2 mezclas, verter en la base de la tarta, esparcir bien, introducir en el frigorífico durante 3 horas y luego servir.

Nutrición: calorías 450, grasa 43, fibra 3, carbohidratos 7, proteína 7

Tartas de queso sabrosas

¡Esta es una idea de postre cetogénica que debes probar!

Tiempo de preparación: 10 minutos.

Tiempo de cocción: 15 minutos.

Porciones: 9

Ingredientes:

Para las tartas de queso:

- 2 cucharadas de mantequilla
- 8 onzas de queso crema
- 3 cucharadas de café
- 3 huevos
- 1/3 taza de desviación
- 1 cucharada de sirope de caramelo sin azúcar

Para el glaseado:

- 3 cucharadas de sirope de caramelo sin azúcar
- 3 cucharadas de mantequilla
- 8 onzas de queso mascarpone, suave
- 2 cucharadas de viraje

Direcciones:

1. En la licuadora, mezcle el queso crema con los huevos, 2 cucharadas de mantequilla, café, 1 cucharada de almíbar de caramelo y 1/3 taza de viraje y pulso muy bien.
2. Vierta esto en un molde para cupcakes, introdúzcalo en el horno a 350 grados F y hornee por 15 minutos.
3. Dejar enfriar y conservar en el congelador durante 3 horas.
4. Mientras tanto, en un tazón, mezcle 3 cucharadas de mantequilla con 3 cucharadas de sirope de caramelo, 2 cucharadas de queso vado y mascarpone y mezcle bien.
5. Vierta esto sobre pasteles de queso y sírvalos.

¡Disfrutar!

Nutrición: calorías 254, grasa 23, fibra 0, carbohidratos 1, proteína 5

Postre de frambuesa y coco

¡Son fáciles de hacer y tienen un sabor delicioso!

Tiempo de preparación: 10 minutos.

Tiempo de cocción: 5 minutos.

Porciones: 12

Ingredientes:

- ½ taza de mantequilla de coco
- ½ taza de aceite de coco
- ½ taza de frambuesas, secas
- ¼ de taza de desviación
- ½ taza de coco, rallado

Direcciones:

1. En su procesador de alimentos, mezcle muy bien las bayas secas.
2. Calentar una sartén con la mantequilla a fuego medio.
3. Agregue aceite, coco y vire, revuelva y cocine por 5 minutos.
4. Vierta la mitad de esto en una bandeja para hornear forrada y extienda bien.
5. Agrega el polvo de frambuesa y esparce también.

6. Cubra con el resto de la mezcla de mantequilla, extienda y guarde en el refrigerador por un tiempo.

7. Cortar en trozos y servir.

¡Disfrutar!

Nutrición: calorías 234, grasa 22, fibra 2, carbohidratos 4, proteína 2

Tazas de chocolate sabrosas

¡Todos adorarán estas delicias de chocolate!

Tiempo de preparación: 30 minutos.

Tiempo de cocción: 5 minutos.

Porciones: 20

Ingredientes:

- ½ taza de mantequilla de coco
- ½ taza de aceite de coco
- 3 cucharadas de viraje
- ½ taza de coco, rallado
- 1,5 onzas de manteca de cacao
- 1 onza de chocolate sin azúcar
- ¼ taza de cacao en polvo
- ¼ de cucharadita de extracto de vainilla
- ¼ de taza de desviación

Direcciones:

1. En una sartén, mezcle la mantequilla de coco con el aceite de coco, revuelva y caliente a fuego medio.
2. Agregue el coco y 3 cucharadas de viraje, revuelva bien, retire del fuego, coloque en un molde para muffins

forrado y manténgalo en el refrigerador por 30 minutos.

3. Mientras tanto, en un bol, mezcle la manteca de cacao con el chocolate, el extracto de vainilla y ¼ de taza de viraje y revuelva bien.

4. Coloque esto sobre un recipiente lleno de agua hirviendo y revuelva hasta que todo esté suave.

5. Vierta esto sobre los cupcakes de coco, manténgalo en el refrigerador por 15 minutos más y luego sirva.

¡Disfrutar!

Nutrición: calorías 240, grasa 23, fibra 4, carbohidratos 5, proteína 2

Mousse simple y delicioso

¡Esto es simplemente hipnotizador! ¡Es genial!

Tiempo de preparación: 10 minutos.

Tiempo de cocción: 0 minutos.

Porciones: 12

Ingredientes:

- 8 onzas de queso mascarpone
- ¾ cucharadita de stevia de vainilla
- 1 taza de nata para montar
- ½ pinta de arándanos
- ½ pinta de fresas

Direcciones:

1. En un bol, mezcle la nata montada con stevia y mascarpone y mezcle bien con su batidora.
2. Coloque una capa de arándanos y fresas en 12 vasos, luego una capa de crema y así sucesivamente.
3. ¡Sirve esta mousse fría!

¡Disfrutar!

Nutrición: calorías 143, grasa 12, fibra 1, carbohidratos 3, proteína 2

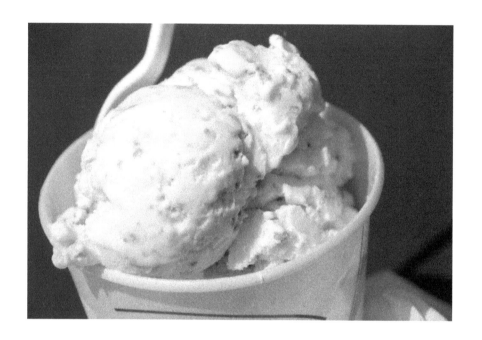

Dulce de mantequilla de maní simple

¡Solo necesitas unos pocos ingredientes para hacer este sabroso postre ceto!

Tiempo de preparación: 2 horas y 10 minutos

Tiempo de cocción: 2 minutos.

Porciones: 12

Ingredientes:

- 1 taza de mantequilla de maní, sin azúcar
- ¼ taza de leche de almendras
- 2 cucharaditas de stevia de vainilla
- 1 taza de aceite de coco
- Una pizca de sal

Para el aderezo:

- 2 cucharadas de viraje
- 2 cucharadas de aceite de coco derretido
- ¼ taza de cacao en polvo

Direcciones:

1. En un recipiente resistente al calor, mezcle la mantequilla de maní con 1 taza de aceite de coco,

revuelva y caliente en su microondas hasta que se derrita.

2. Agrega una pizca de sal, leche de almendras y stevia, revuelve bien todo y vierte en un molde para pan forrado.

3. Conservar en la nevera 2 horas y luego cortarlo en rodajas.

4. En un tazón, mezcle 2 cucharadas de coco derretido con cacao en polvo y vire y revuelva muy bien.

5. Rocíe la salsa sobre su dulce de mantequilla de maní y sirva.

¡Disfrutar!

Nutrición: calorías 265, grasa 23, fibra 2, carbohidratos 4, proteína 6

Mousse de limón

¡Esto es tan refrescante y delicioso!

Tiempo de preparación: 10 minutos.

Tiempo de cocción: 0 minutos.

Porciones: 5

Ingredientes:

- 1 taza de crema espesa
- Una pizca de sal
- 1 cucharadita de stevia de limón
- ¼ taza de jugo de limón
- 8 onzas de queso mascarpone

Direcciones:

1. En un tazón, mezcle la crema espesa con mascarpone y jugo de limón y revuelva con su batidora.
2. Agrega una pizca de sal y stevia y licúa todo.
3. Dividir en vasos de postre y guardar en el frigorífico hasta el momento de servir.

¡Disfrutar!

Nutrición: calorías 265, grasa 27, fibra 0, carbohidratos 2, proteína 4

Helado de vainilla

¡Prueba este helado cetogénico en un día de verano!

Tiempo de preparación: 3 horas y 10 minutos

Tiempo de cocción: 0 minutos.

Porciones: 6

Ingredientes:

- 4 huevos, yemas y claras separadas
- ¼ de cucharadita de crémor tártaro
- ½ taza de desvío
- 1 cucharada de extracto de vainilla
- 1 y ¼ taza de crema batida espesa

Direcciones:

1. En un tazón, mezcle las claras de huevo con el crémor tártaro y vire y revuelva con su batidora.

2. En otro bol, batir la nata con el extracto de vainilla y licuar muy bien.

3. Combine las 2 mezclas y revuelva suavemente.

4. En otro bol, bata muy bien las yemas de huevo y luego agregue la mezcla de las dos claras.

5. Revuelva suavemente, vierta esto en un recipiente y manténgalo en el congelador durante 3 horas antes de servir su helado.

¡Disfrutar!

Nutrición: calorías 243, grasa 22, fibra 0, carbohidratos 2, proteína 4

Cuadrados de tarta de queso

¡Se ven tan bien!

Tiempo de preparación: 10 minutos.

Tiempo de cocción: 20 minutos.

Porciones: 9

Ingredientes:

- 5 onzas de aceite de coco derretido
- ½ cucharadita de levadura en polvo
- 4 cucharadas de viraje
- 1 cucharadita de vainilla
- 4 onzas de queso crema
- 6 huevos
- ½ taza de arándanos

Direcciones:

1. En un tazón, mezcle el aceite de coco con los huevos, el queso crema, la vainilla, el vinagre y el polvo de hornear y mezcle con una licuadora de inmersión.
2. Dobla los arándanos, vierte todo en una fuente cuadrada para hornear, introduce en el horno a 320 grados F y hornea por 20 minutos.

3. Deja que el pastel se enfríe, córtalo en cuadrados y sírvelo.

¡Disfrutar!

Nutrición: calorías 220, grasa 2, fibra 0.5, carbohidratos 2, proteína 4

Brownies sabrosos

¡Estos brownies cetogénicos sin harina son excelentes!

Tiempo de preparación: 10 minutos.

Tiempo de cocción: 20 minutos.

Porciones: 12

Ingredientes:

- 6 onzas de aceite de coco derretido
- 6 huevos
- 3 onzas de cacao en polvo
- 2 cucharaditas de vainilla
- ½ cucharadita de levadura en polvo
- 4 onzas de queso crema
- 5 cucharadas de viraje

Direcciones:

1. En una licuadora, mezcle los huevos con aceite de coco, cacao en polvo, polvo de hornear, vainilla, queso crema y vire y revuelva con una batidora.
2. Vierta esto en una fuente para hornear forrada, introdúzcalo en el horno a 350 grados F y hornee por 20 minutos.

3. Cortar en trozos rectangulares cuando estén fríos y servir.

¡Disfrutar!

Nutrición: calorías 178, grasa 14, fibra 2, carbohidratos 3, proteína 5

Budín de chocolate

¡Este pudín es tan sabroso!

Tiempo de preparación: 50 minutos.

Tiempo de cocción: 5 minutos.

Porciones: 2

Ingredientes:

- 2 cucharadas de agua
- 1 cucharada de gelatina
- 2 cucharadas de sirope de arce
- ½ cucharadita de stevia en polvo
- 2 cucharadas de cacao en polvo
- 1 taza de leche de coco

Direcciones:

1. Calentar una sartén con la leche de coco a fuego medio, agregar la stevia y el cacao en polvo y revolver bien.
2. En un bol, mezcle la gelatina con agua, revuelva bien y agregue a la sartén.
3. Revuelva bien, agregue el jarabe de arce, vuelva a batir, divida en moldes y guarde en el refrigerador por 45 minutos.

4. Servir frío.

¡Disfrutar!

Nutrición: calorías 140, grasa 2, fibra 2, carbohidratos 4, proteína 4

Parfaits de vainilla

¡Estos te harán sentir increíble!

Tiempo de preparación: 10 minutos.

Tiempo de cocción: 0 minutos.

Porciones: 4

Ingredientes:

- 14 onzas de leche de coco enlatada
- 1 cucharadita de extracto de vainilla
- 10 gotas de stevia
- 4 onzas de bayas
- 2 cucharadas de nueces picadas

Direcciones:

1. En un bol, mezcla la leche de coco con la stevia y el extracto de vainilla y bate con tu batidora.
2. EN otro tazón, mezcle las bayas con las nueces y revuelva.
3. Vierta la mitad de la mezcla de vainilla y coco en 4 frascos, agregue una capa de bayas y cubra con el resto de la mezcla de vainilla.

4. Cubra con la mezcla de frutos rojos y nueces, introduzca en el refrigerador hasta que lo sirva.

¡Disfrutar!

Nutrición: calorías 400, grasa 23, fibra 4, carbohidratos 6, proteína 7

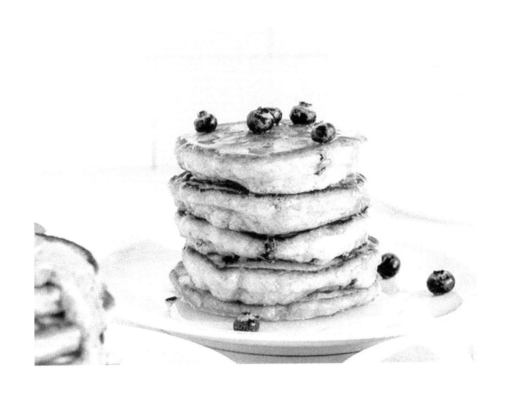

Pudín de aguacate simple

¡Es muy fácil de hacer en casa y sigue los principios cetogénicos!

Tiempo de preparación: 10 minutos.

Tiempo de cocción: 0 minutos.

Porciones: 4

Ingredientes:

- 2 aguacates, sin hueso, pelados y picados
- 2 cucharaditas de extracto de vainilla
- 80 gotas de stevia
- 1 cucharada de jugo de lima
- 14 onzas de leche de coco enlatada

Direcciones:

1. En tu licuadora, mezcla el aguacate con la leche de coco, el extracto de vainilla, la stevia y el jugo de lima, licúa bien, vierte en tazones de postre y mantén en el refrigerador hasta que lo sirvas.

¡Disfrutar!

Nutrición: calorías 150, grasa 3, fibra 3, carbohidratos 5, proteína 6

Delicia de menta

¡Tiene una textura y un sabor tan frescos!

Tiempo de preparación: 2 horas y 10 minutos

Tiempo de cocción: 0 minutos.

Porciones: 3

Ingredientes:

- ½ taza de aceite de coco derretido
- 3 gotas de stevia
- 1 cucharada de cacao en polvo

Para el pudín:

- 1 cucharadita de aceite de menta
- 14 onzas de leche de coco enlatada
- 1 aguacate, sin hueso, pelado y picado
- 10 gotas de stevia

Direcciones:

1. En un bol, mezcle el aceite de coco con el cacao en polvo y 3 gotas de stevia, revuelva bien, transfiera a un recipiente forrado y guarde en el refrigerador por 1 hora.

2. Pica esto en trozos pequeños y déjalo a un lado por ahora.
3. En tu licuadora, mezcla la leche de coco con el aguacate, 10 gotas de stevia y aceite de menta y pulsa bien.
4. Agrega las chispas de chocolate, dóblalas suavemente, divide el pudín en tazones y mantén en el refrigerador 1 hora más.

¡Disfrutar!

Nutrición: calorías 140, grasa 3, fibra 2, carbohidratos 3, proteína 4

Pudín de coco increíble

¡Tienes que amar este pudín cetogénico!

Tiempo de preparación: 10 minutos.

Tiempo de cocción: 10 minutos.

Porciones: 4

Ingredientes:

- 1 y 2/3 tazas de leche de coco
- 1 cucharada de gelatina
- 6 cucharadas de viraje
- 3 yemas de huevo
- ½ cucharadita de extracto de vainilla

Direcciones:

1. En un bol mezcla la gelatina con 1 cucharada de leche de coco, revuelve bien y deja de lado por ahora.
2. Poner el resto de la leche en una sartén y calentar a fuego medio.
3. Agregue el batido, revuelva y cocine por 5 minutos.
4. En un bol, mezcla las yemas de huevo con la leche de coco caliente y el extracto de vainilla, revuelve bien y devuelve todo a la sartén.

5. Cocine por 4 minutos, agregue gelatina y revuelva bien.
6. Divida esto en 4 moldes y guarde su pudín en el refrigerador hasta que lo sirva.

¡Disfrutar!

Nutrición: calorías 140, grasa 2, fibra 0, carbohidratos 2, proteína 2

Pudín especial

¡Debes probar este pudín también!

Tiempo de preparación: 4 horas y 10 minutos

Tiempo de cocción: 3 minutos.

Porciones: 2

Ingredientes:

- 4 cucharaditas de gelatina
- ¼ de cucharadita de stevia líquida
- 1 taza de leche de coco
- Una pizca de cardamomo, molido
- ¼ de cucharadita de jengibre molido
- Una pizca de nuez moscada molida

Direcciones:

1. En un bol, mezcle ¼ de taza de leche con gelatina y revuelva bien.
2. Pon el resto de la leche de coco en una olla y calienta a fuego medio.
3. Agrega la gelatina mixta, remueve, retira del fuego, deja enfriar a un lado y luego guarda en el refrigerador por 4 horas.

4. Transfiera esto a un procesador de alimentos, agregue stevia, cardamomo, nuez moscada y jengibre y mezcle por un par de minutos.

5. Dividir en tazas de postre y servir frío.

¡Disfrutar!

Nutrición: calorías 150, grasa 1, fibra 0, carbohidratos 2, proteína 6

Biscotti de chocolate

¡Esta es una idea de postre ceto fácil y muy sabrosa!

Tiempo de preparación: 10 minutos.

Tiempo de cocción: 12 minutos.

Porciones: 8

Ingredientes:

- 2 cucharadas de semillas de chía
- 2 tazas de almendras
- 1 huevo
- ¼ taza de aceite de coco
- ¼ de taza de coco rallado
- 2 cucharadas de stevia
- ¼ taza de cacao en polvo
- Una pizca de sal
- 1 cucharadita de bicarbonato de sodio

Direcciones:

1. En su procesador de alimentos, mezcle las semillas de chía con las almendras y mezcle bien.

2. Agregue coco, huevo, aceite de coco, cacao en polvo, una pizca de sal, bicarbonato de sodio y stevia y mezcle bien.

3. Con esta masa se forman 8 piezas de biscotti, se colocan en una bandeja de horno forrada, se introducen en el horno a 350 grados y se hornea durante 12 minutos.

4. Sírvelos calientes o fríos.

¡Disfrutar!

Nutrición: calorías 200, grasa 2, fibra 1, carbohidratos 3, proteína 4

Postre especial

¿Has intentado hacer brownies en una sartén antes?

Tiempo de preparación: 10 minutos.

Tiempo de cocción: 30 minutos.

Porciones: 4

Ingredientes:

- 1 huevo
- 1/3 taza de cacao en polvo
- 1/3 taza de eritritol
- 7 cucharadas de ghee
- Una pizca de sal
- ½ cucharadita de extracto de vainilla
- ¼ taza de harina de almendras
- ¼ de taza de nueces
- ½ cucharadita de levadura en polvo
- 1 cucharada de mantequilla de maní

Direcciones:

1. Calentar una sartén con 6 cucharadas de ghee y el eritritol a fuego medio, remover y cocinar por 5 minutos.

2. Transfiera esto a un bol, agregue sal, extracto de vainilla y cacao en polvo y mezcle bien.

3. Agregue el huevo y revuelva bien nuevamente.

4. Agregue el polvo de hornear, las nueces y la harina de almendras, revuelva todo muy bien y vierta en una sartén.

5. En un bol, mezcla 1 cucharada de ghee con mantequilla de maní, calienta en el microondas por unos segundos y revuelve bien.

6. Rocíe esto sobre la mezcla de brownies en la sartén, introduzca en el horno a 350 grados F y hornee por 30 minutos.

7. Dejar enfriar los brownies, cortarlos y servirlos.

¡Disfrutar!

Nutrición: calorías 223, grasa 32, fibra 1, carbohidratos 3, proteína 6

Bollos sabrosos

Sirve este postre cetogénico con una taza de té y ¡disfrútalo!

Tiempo de preparación: 10 minutos.

Tiempo de cocción: 10 minutos.

Porciones: 10

Ingredientes:

- ½ taza de harina de coco
- 1 taza de arándanos
- 2 huevos
- ½ taza de crema espesa
- ½ taza de ghee
- ½ taza de harina de almendras
- Una pizca de sal
- 5 cucharadas de stevia
- 2 cucharaditas de extracto de vainilla
- 2 cucharaditas de polvo de hornear

Direcciones:

1. En un bol, mezcle la harina de almendras con la harina de coco, la sal, el polvo de hornear y los arándanos y revuelva bien.

2. En otro tazón, mezcle la crema espesa con ghee, extracto de vainilla, stevia y huevos y revuelva bien.
3. Combina las 2 mezclas y revuelve hasta obtener tu masa.
4. Forma 10 triángulos con esta mezcla, colócalos en una bandeja para hornear forrada, introduce en el horno a 350 grados F y hornea por 10 minutos, sírvelos fríos.

¡Disfrutar!

Nutrición: calorías 130, grasa 2, fibra 2, carbohidratos 4, proteína 3

Sabrosas galletas de chocolate

¡Incluso a tus hijos les encantarán estas galletas cetogénicas!

Tiempo de preparación: 10 minutos.

Tiempo de cocción: 40 minutos.

Porciones: 12

Ingredientes:

- 1 cucharadita de extracto de vainilla
- ½ taza de ghee
- 1 huevo
- 2 cucharadas de azúcar de coco
- ¼ de taza de desviación
- Una pizca de sal
- 2 tazas de harina de almendras
- ½ taza de chispas de chocolate sin azúcar

Direcciones:

1. Calentar una sartén con el ghee a fuego medio, revolver y cocinar hasta que se dore.
2. Retirar del fuego y dejar reposar durante 5 minutos.
3. En un bol, mezcle el huevo con el extracto de vainilla, el azúcar de coco y revuelva.

4. Agrega ghee derretido, harina, sal y la mitad de las chispas de chocolate y revuelve todo.
5. Transfiera esto a una sartén, esparza el resto de las chispas de chocolate encima, introduzca en el horno a 350 grados F y hornee por 30 minutos.
6. Cortar cuando esté frío y servir.

¡Disfrutar!

Nutrición: calorías 230, grasa 12, fibra 2, carbohidratos 4, proteína 5

Pastel de naranja

¡Tienes que probar este pastel hoy!

Tiempo de preparación: 10 minutos.

Tiempo de cocción: 20 minutos.

Porciones: 12

Ingredientes:

- 6 huevos
- 1 naranja, cortada en cuartos
- 1 cucharadita de extracto de vainilla
- 1 cucharadita de levadura en polvo
- 9 onzas de harina de almendras
- 4 cucharadas de viraje
- Una pizca de sal
- 2 cucharadas de ralladura de naranja
- 2 onzas de stevia
- 4 onzas de queso crema
- 4 onzas de yogur de coco

Direcciones:

1. En tu procesador de alimentos, pulsa muy bien la naranja.

2. Agrega harina de almendras, viraje, huevos, levadura en polvo, extracto de vainilla y una pizca de sal y pulsa bien nuevamente.

3. Transfiera esto a 2 moldes con forma de resorte, introdúzcalo en el horno a 350 grados F y hornee por 20 minutos.

4. Mientras tanto, en un bol, mezcle el queso crema con la ralladura de naranja, el yogur de coco y la stevia y revuelva bien.

5. Coloque una capa de pastel en un plato, agregue la mitad de la mezcla de queso crema, agregue la otra capa de pastel y cubra con el resto de la mezcla de queso crema.

6. Esparcir bien, cortar en rodajas y servir.

¡Disfrutar!

Nutrición: calorías 200, grasa 13, fibra 2, carbohidratos 5, proteína 8

Nutella sabrosa

¡Haz tu propia keto nutella!

Tiempo de preparación: 10 minutos.

Tiempo de cocción: 0 minutos.

Porciones: 6

Ingredientes:

- 2 onzas de aceite de coco
- 4 cucharadas de cacao en polvo
- 1 cucharadita de extracto de vainilla
- 1 taza de nueces, cortadas por la mitad
- 4 cucharadas de stevia

Direcciones:

1. En tu procesador de alimentos, mezcla el cacao en polvo con aceite, vainilla, nueces y stevia y licúa muy bien.
2. Conservar en la nevera un par de horas y luego servir.

¡Disfrutar!

Nutrición: calorías 100, grasa 10, fibra 1, carbohidratos 3, proteína 2

Pastel De Taza

¡Esto es muy simple y sabroso!

Tiempo de preparación: 2 minutos.

Tiempo de cocción: 3 minutos.

Porciones: 1

Ingredientes:

- 4 cucharadas de harina de almendras
- 2 cucharadas de ghee
- 1 cucharadita de stevia
- 1 cucharada de cacao en polvo sin azúcar
- 1 huevo
- 1 cucharada de harina de coco
- ¼ de cucharadita de extracto de vainilla
- ½ cucharadita de levadura en polvo

Direcciones:

1. Ponga el ghee en una taza e introdúzcalo en el microondas por un par de segundos.
2. Agregue el cacao en polvo, la stevia, el huevo, el polvo de hornear, la vainilla y la harina de coco y revuelva bien.

96

3. Agrega también la harina de almendras, revuelve nuevamente, introduce en el microondas y cocina por 2 minutos.
4. Sirva su pastel de taza con bayas encima.

¡Disfrutar!

Nutrición: calorías 450, grasa 34, fibra 7, carbohidratos 10, proteína 20

Deliciosos bollos dulces

¡Adorarás estos bollos cetogénicos y también todos los que te rodean!

Tiempo de preparación: 10 minutos.

Tiempo de cocción: 30 minutos.

Porciones: 8

Ingredientes:

- ½ taza de harina de coco
- 1/3 taza de cáscaras de psyllium
- 2 cucharadas de viraje
- 1 cucharadita de levadura en polvo
- Una pizca de sal
- ½ cucharadita de canela
- ½ cucharadita de clavo molido
- 4 huevos
- Algunas chispas de chocolate, sin azúcar
- 1 taza de agua caliente

Direcciones:

1. En un tazón, mezcle la harina con la cáscara de psyllium, vire, polvo de hornear, sal, canela, clavo y chispas de chocolate y revuelva bien.
2. Agrega agua y huevo, remueve bien hasta obtener una masa, da forma a 8 bollos y colócalos en una bandeja para hornear forrada.
3. Introducir en el horno a 350 grados y hornear durante 30 minutos.
4. ¡Sirve estos bollos con un poco de leche de almendras y disfruta!

Nutrición: calorías 100, grasa 3, fibra 3, carbohidratos 6, proteína 6

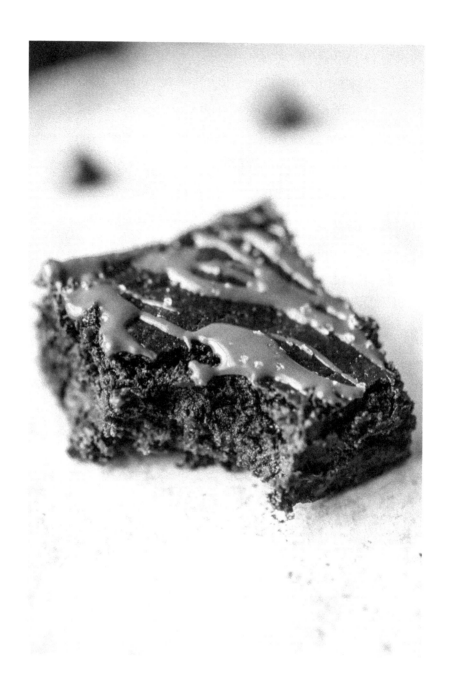

Flan de limón

¡Esto es simplemente irresistible!

Tiempo de preparación: 10 minutos.

Tiempo de cocción: 30 minutos.

Porciones: 6

Ingredientes:

- 1 y 1/3 pinta de leche de almendras
- 4 cucharadas de ralladura de limón
- 4 huevos
- 5 cucharadas de viraje
- 2 cucharadas de jugo de limón

Direcciones:

1. En un tazón, mezcle los huevos con la leche y vire y revuelva muy bien.
2. Agrega la ralladura de limón y el jugo de limón, bate bien, vierte en moldes y colócalos en una fuente para horno con un poco de agua en el fondo.
3. Hornee en el horno a 360 grados F durante 30 minutos.
4. Deje enfriar las natillas antes de servirlas.

¡Disfrutar!

Nutrición: calorías 120, grasa 6, fibra 2, carbohidratos 5, proteína 7

Ganache de chocolate

¡Se hará en 5 minutos y es completamente cetogénico!

Tiempo de preparación: 1 minuto.

Tiempo de cocción: 5 minutos.

Porciones: 6

Ingredientes:

- ½ taza de crema espesa
- 4 onzas de chocolate amargo, sin azúcar y picado

Direcciones:

1. Poner la crema en una sartén y calentar a fuego medio.
2. Retire del fuego cuando comience a hervir, agregue los trozos de chocolate y revuelva hasta que se derrita.
3. Sirva esto muy frío como postre o úselo como crema para un pastel ceto.

¡Disfrutar!

Nutrición: calorías 78, grasa 1, fibra 1, carbohidratos 2, proteína 0

Postre delicioso de bayas

¡Deberías probar un nuevo postre cetogénico todos los días! ¡Esta es nuestra sugerencia para hoy!

Tiempo de preparación: 10 minutos.

Tiempo de cocción: 0 minutos.

Porciones: 4

Ingredientes:

- 3 cucharadas de cacao en polvo
- 14 onzas de crema espesa
- 1 taza de moras
- 1 taza de frambuesas
- 2 cucharadas de stevia
- Algunas virutas de coco

Direcciones:

1. En un bol, bata el cacao en polvo con la stevia y la crema espesa.
2. Divida un poco de esta mezcla en tazones de postre, agregue moras, frambuesas y chips de coco, luego extienda otra capa de crema y cubra con bayas y chips.
3. Sirve estos fríos.

¡Disfrutar!

Nutrición: calorías 245, grasa 34, fibra 2, carbohidratos 6, proteína 2

Helado de coco

¡Es perfecto para el verano!

Tiempo de preparación: 10 minutos.

Tiempo de cocción: 0 minutos.

Porciones: 4

Ingredientes:

- 1 mango en rodajas
- 14 onzas de crema de coco, congelada

Direcciones:

1. En su procesador de alimentos, mezcle el mango con la crema y pulse bien. Divida en tazones y sirva de inmediato.

¡Disfrutar!

Nutrición: calorías 150, grasa 12, fibra 2, carbohidratos 6, proteína 1

Macarrones simples

¡Prueba estos macarrones ceto y disfrútalos!

Tiempo de preparación: 10 minutos.

Tiempo de cocción: 10 minutos.

Porciones: 20

Ingredientes:

- 2 cucharadas de stevia
- 4 claras de huevo
- 2 tazas de coco, rallado
- 1 cucharadita de extracto de vainilla

Direcciones:

1. En un bol, mezcla las claras de huevo con stevia y bate con tu batidora.
2. Agregue el extracto de coco y vainilla y revuelva.
3. Enrolle esta mezcla en bolitas y colóquelas en una bandeja para hornear forrada.
4. Introducir en el horno a 350 grados F y hornear por 10 minutos.
5. Sirve tus macarrones fríos.

¡Disfrutar!

Nutrición: calorías 55, grasa 6, fibra 1, carbohidratos 2, proteína 1

Cheesecake de lima simple

¡Es la tarta de queso perfecta para un día caluroso!

Tiempo de preparación: 10 minutos.

Tiempo de cocción: 2 minutos.

Porciones: 10

Ingredientes:

- 2 cucharadas de ghee, derretido
- 2 cucharaditas de stevia granulada
- 4 onzas de harina de almendras
- ¼ taza de coco, sin azúcar y rallado

Para el llenado:

- 1 libra de queso crema
- Ralladura de 1 lima
- Jugo de 1 lima
- 2 sobres de gelatina de lima sin azúcar
- 2 tazas de agua caliente

Direcciones:

1. Caliente una sartén pequeña a fuego medio, agregue ghee y revuelva hasta que se derrita.
2. En un bol, mezcle el coco con la harina de almendras, ghee y stevia y revuelva bien.

3. Presione esto en el fondo de una sartén redonda y guárdelo en el refrigerador por ahora.
4. Mientras tanto, ponga agua caliente en un bol, agregue las bolsitas de gelatina y revuelva hasta que se disuelva.
5. Poner el queso crema en un bol, agregar la gelatina y revolver muy bien.
6. Agregue jugo de limón y ralladura y mezcle con su batidora.
7. Vierta esto sobre la base, extienda y guarde la tarta de queso en la nevera hasta que la sirva.

¡Disfrutar!

Nutrición: calorías 300, grasa 23, fibra 2, carbohidratos 5, proteína 7

Conclusión

Este es realmente un libro de cocina que cambia la vida. Le muestra todo lo que necesita saber sobre la dieta cetogénica y lo ayuda a comenzar.

Ahora conoce algunas de las mejores y más populares recetas cetogénicas del mundo.

¡Tenemos algo para todos los gustos!

Entonces, ¡no lo dudes demasiado y comienza tu nueva vida como seguidor de la dieta cetogénica!

¡Ponga sus manos en esta colección especial de recetas y comience a cocinar de esta manera nueva, emocionante y saludable!

¡Diviértete mucho y disfruta de tu dieta cetogénica!

9 781801 982238